Quand la
vie commence
plus tôt

La prématurité et son impact psychologique sur les parents

Nicolas Zaccaria

Code ISBN : 9798396722965
Marque éditoriale : Independently published

TABLE DES MATIÈRES

LETTRE à MES ENFANTS

Chers Tom et Romane,

Je vous écrit aujourd'hui pour vous dire combien je suis fier de vous. Vous avez déjà traversé des épreuves bien plus grandes que celles auxquelles la plupart des gens sont confrontés dans leur vie entière, et pourtant vous les avez surmontées avec une force et une détermination qui m'étonnent chaque jour.

La vie est une succession d'obstacles, certains petits, d'autres grands. Mais ce que j'ai appris de vous, c'est que la taille de l'obstacle n'a pas d'importance. Ce qui compte, c'est la force avec laquelle on choisit de le franchir. Et vous deux, mes chéris, vous avez une force immense en vous. Je l'ai vue lorsque vous étiez des bébés luttant chaque jour dans l'unité de soins intensifs, et je la vois maintenant que vous êtes des enfants, pleins de vie et d'esprit.

Je veux que vous sachiez que vous pouvez faire tout ce que vous voulez dans la vie. Les défis vous rendent plus forts, et chaque obstacle que vous franchissez vous rend plus capables de faire face au prochain. Continuez à croire en vous et en votre force, parce que je sais que vous avez en vous tout ce qu'il faut pour surmonter tout ce qui se présente sur votre chemin.

Je suis incroyablement fier de vous et je suis si reconnaissant d'être votre papa. Je vous aime plus que vous ne pouvez l'imaginer et je serai toujours là pour vous soutenir et vous encourager à chaque étape de votre vie.

Je vous aime,

Papa.

INTRODUCTION

La naissance d'un enfant est un événement marquant dans la vie des parents, généralement attendu avec enthousiasme et préparé avec grand soin. Pourtant, la vie peut parfois prendre une tournure inattendue et faire naître un enfant prématurément, bouleversant ainsi les attentes et les rêves des parents. Ce livre, "Quand la Vie Commence Plus Tôt : La Prématurité et son Impact Psychologique sur les Parents", a pour vocation de soutenir les parents et leurs proches dans ce parcours complexe et chargé d'émotions.

Dans ce premier chapitre, nous définirons nos objectifs, expliquerons ce qu'est la prématurité et donnerons un aperçu des répercussions psychologiques liées à la naissance d'un enfant prématuré. Notre intention est d'apporter une première approche de compréhension pour vous aider à traverser cette période délicate.

Objectif du livre

L'objectif principal de ce livre est d'offrir un guide complet à ceux qui sont confrontés à la naissance prématurée d'un enfant. Il vise à démystifier le phénomène de la prématurité, à éclaircir ses causes et ses conséquences, et à explorer l'impact psychologique qu'elle peut avoir sur les parents. Nous espérons qu'en lisant ce livre, vous trouverez du réconfort, de l'information, et que vous ne vous sentirez pas seuls dans cette épreuve.

Explication de la prématurité

La prématurité est le terme utilisé pour désigner une naissance qui survient avant la 37e semaine de gestation. Bien que la cause exacte soit souvent inconnue, il existe de nombreux facteurs qui peuvent contribuer à une naissance prématurée, tels que des complications médicales pendant la grossesse ou un accouchement multiple. Les bébés prématurés peuvent faire face à des défis de santé particuliers et nécessiter des soins spécifiques, que nous détaillerons plus en profondeur dans les chapitres suivants.

Répercussions psychologiques : Un aperçu

La naissance prématurée d'un bébé peut déclencher une multitude d'émotions chez les parents : choc, peur, culpabilité, tristesse, anxiété, pour n'en nommer que quelques-unes. Ces réactions sont normales et font partie du processus d'adaptation à une situation qui n'a pas été prévue et qui est source de stress. Par ailleurs, la prématurité peut également affecter la relation entre les parents et leur enfant, ainsi que la relation entre les parents eux-mêmes. Au fil des pages de ce livre, nous examinerons plus en détail ces impacts psychologiques et proposerons des conseils pour les gérer.

Dans les chapitres qui suivent, nous vous guiderons à travers les différentes étapes de l'expérience de la prématurité, depuis le séjour à l'hôpital jusqu'au retour à la maison, en passant par la gestion du stress et du deuil. Chaque chapitre contient des informations précieuses, des conseils pratiques et des témoignages de parents qui ont vécu une expérience similaire.

1

COMPRENDRE LA PRÉMATURITÉ

Après avoir établi l'objectif de ce livre et donné un aperçu des défis liés à la prématurité dans le premier chapitre, nous passons maintenant à un aspect essentiel de ce parcours : comprendre la prématurité. C'est la pierre angulaire qui nous aidera à construire notre connaissance et notre capacité à naviguer dans cette expérience.

La prématurité est un phénomène complexe, influencé par une variété de facteurs. Avoir une compréhension claire de ce qu'est la prématurité, de ses causes possibles et de ses effets potentiels sur la santé du nourrisson, est crucial pour faire face à ses défis. En outre, une telle compréhension peut aider à atténuer une partie du stress et de l'incertitude qui accompagnent souvent cette situation.

Dans ce deuxième chapitre, nous allons donc nous immerger dans le monde de la prématurité. Nous explorerons ses différentes facettes, de la définition médicale aux causes potentielles et aux effets sur la santé des bébés prématurés. En abordant ces sujets, nous espérons vous fournir les outils nécessaires pour mieux comprendre et gérer les implications de la prématurité.

A. Définitions et types de prématurité

La prématurité, aussi appelée naissance prématurée, est une naissance qui a lieu avant la 37e semaine de grossesse. Cependant, cette définition générale couvre en réalité une variété de situations et de degrés de prématurité.

1. Prématurité légère : Lorsqu'un bébé naît entre la 34e et la 36e semaine de grossesse, on parle de prématurité légère. Bien que ces bébés soient nés avant terme, ils ont généralement moins de complications de santé que les bébés nés plus tôt.

2. Prématurité modérée : Les naissances qui ont lieu entre la 32e et la 33e semaine de grossesse sont considérées comme une prématurité modérée. Ces bébés ont un plus grand risque de complications de santé à la naissance et peuvent nécessiter un séjour à l'unité de soins intensifs néonatals (USIN).

3. Grande prématurité : Les naissances qui surviennent entre la 28e et la 31e semaine de grossesse sont classées comme étant de grande prématurité. Ces bébés sont généralement très petits et peuvent avoir des difficultés à maintenir leur température corporelle et à se nourrir.

4. Extrême prématurité : Les bébés nés avant la 28e semaine de grossesse sont extrêmement prématurés. Ces bébés sont les plus à risque et ont besoin d'un suivi médical intense. Ils peuvent passer plusieurs mois à l'hôpital avant de pouvoir rentrer à la maison.

Il est important de noter que chaque bébé est unique et que la prématurité n'affecte pas tous les bébés de la même manière. Certains bébés prématurés peuvent avoir des complications de santé plus graves que d'autres, même s'ils sont nés à la même période de gestation. De nombreux facteurs, y compris le poids à la naissance et la présence de complications pendant la grossesse, peuvent influencer la santé d'un bébé prématuré.

En outre, bien que la prématurité présente des défis, de nombreux bébés prématurés grandissent pour devenir des enfants et des adultes en bonne santé. Grâce aux progrès de la médecine néonatale, les bébés nés prématurément ont aujourd'hui de meilleures chances de survie et de bonne santé que jamais auparavant.

B. Causes de la prématurité

La prématurité peut être due à une variété de facteurs, et dans de nombreux cas, la cause exacte reste inconnue. Cependant, certaines conditions et circonstances sont connues pour augmenter le risque de naissance prématurée.

Voici quelques-unes des causes les plus courantes :

1. Complications de la grossesse : Certaines conditions médicales pendant la grossesse peuvent augmenter le risque de prématurité, notamment l'hypertension artérielle, le diabète, les infections, et les problèmes placentaires. De plus, les grossesses multiples (jumeaux, triplés, etc.) sont plus susceptibles d'entraîner une naissance prématurée.

2. Problèmes de santé maternelle : Les femmes qui

ont certaines conditions de santé avant de tomber enceintes, comme les maladies cardiaques, rénales ou auto-immunes, peuvent avoir un risque plus élevé de prématurité. Le surpoids ou l'obésité, ainsi que l'âge maternel (moins de 17 ans ou plus de 35 ans), peuvent également augmenter le risque.

3. Mode de vie et facteurs environnementaux : Certaines habitudes de vie, comme le tabagisme, la consommation d'alcool ou de drogues pendant la grossesse peuvent augmenter le risque de prématurité. De même, l'exposition à certains facteurs environnementaux, comme la pollution de l'air ou le stress chronique, peut également jouer un rôle.

4. Interventions médicales : Dans certains cas, une naissance prématurée peut être décidée par les professionnels de santé pour protéger la santé de la mère ou du bébé. Par exemple, en cas de pré-éclampsie sévère ou si le bébé ne se développe pas comme il le devrait.

Il est important de souligner que, bien que ces facteurs puissent augmenter le risque, leur présence ne signifie pas nécessairement qu'une naissance prématurée se produira. De même, de nombreuses naissances prématurées se produisent sans qu'aucun de ces facteurs de risque ne soit apparent. Chaque grossesse est unique et est influencée par une combinaison complexe de facteurs génétiques, environnementaux et de santé.

C. Effets sur la santé du nourrisson

Les bébés nés prématurément peuvent présenter des défis de santé spécifiques, qui varient en fonction du degré de prématurité et de la santé individuelle du bébé.

Voici quelques-unes des complications de santé les plus courantes chez les bébés prématurés :

1. Problèmes respiratoires : Les bébés prématurés peuvent avoir des difficultés à respirer car leurs poumons ne sont pas complètement développés. Des conditions comme la maladie des membranes hyalines ou le syndrome de détresse respiratoire peuvent en résulter.

2. Problèmes cardiaques : La persistance du canal artériel, une affection cardiaque courante chez les bébés prématurés, peut entraîner un flux sanguin anormal vers les poumons. D'autres problèmes cardiaques peuvent également survenir.

3. Problèmes de température corporelle : Les

bébés prématurés ont souvent du mal à maintenir leur température corporelle car ils n'ont pas beaucoup de graisse corporelle. Cela peut nécessiter une surveillance et une gestion spéciale dans un environnement à température contrôlée.

4. Problèmes alimentaires et digestifs : Les bébés prématurés peuvent avoir du mal à se nourrir et à digérer le lait en raison d'un système digestif immature. Des conditions comme l'entérocolite nécrosante peuvent également survenir.

5. Problèmes neurologiques : Les bébés prématurés sont plus susceptibles d'avoir des problèmes neurologiques, comme une hémorragie intraventriculaire, qui est une hémorragie dans le cerveau.

6. Retard de développement : Les bébés prématurés peuvent avoir des retards dans leur développement physique et mental. Cependant, avec le suivi approprié et, si nécessaire, des interventions précoces, beaucoup peuvent rattraper ces retards au cours de leur petite enfance.

Il est important de noter que chaque bébé est unique et que toutes les complications énumérées ci-dessus ne se produisent pas chez tous les bébés prématurés. De plus, grâce aux progrès de la médecine néonatale, de nombreux problèmes de santé associés à la prématurité peuvent être gérés efficacement, permettant à de nombreux bébés prématurés de grandir et de se développer normalement.

2

L'EXPÉRIENCE HOSPITALIÈRE

Maintenant que nous avons exploré les bases de la prématurité, ses causes et ses conséquences possibles pour la santé du nourrisson, nous allons nous plonger dans une expérience que beaucoup de parents de bébés prématurés vont vivre : l'hospitalisation.

Lorsqu'un bébé naît prématurément, il est très probable qu'il passera du temps à l'hôpital, notamment dans une unité de soins intensifs néonatals (USIN). Cette expérience peut être l'une des plus stressantes et des plus éprouvantes pour les parents. L'environnement hospitalier est souvent inconnu et intimidant, peuplé de professionnels de la santé, de machines et d'un langage médical complexe. De plus, les parents doivent faire face à l'angoisse liée à la santé et au bien-être de leur nouveau-né, tout en essayant de s'adapter à leur nouveau rôle de parents. Dans ce chapitre, nous explorerons l'expérience hospitalière à travers les yeux des parents. Nous discuterons des défis auxquels ils sont confrontés, des moyens de naviguer dans l'environnement de l'USIN, des stratégies pour interagir avec le personnel médical, et des moyens de prendre soin de leur propre bien-être pendant cette période. Notre objectif est de fournir aux parents des conseils pratiques et des ressources pour les aider à traverser cette expérience difficile avec force et résilience.

A. Le rôle de l'unité de soins intensifs néonatals (USIN)

L'Unité de Soins Intensifs Néonatals, souvent abrégée en USIN, est une partie essentielle de l'hôpital qui prend en charge les nouveaux-nés qui ont besoin de soins spéciaux. C'est là que votre bébé sera pris en charge si une naissance prématurée survient. Il est important de comprendre le rôle de l'USIN pour pouvoir naviguer de manière efficace dans cet environnement.

1. Soins spécialisés : L'USIN est équipée pour fournir des soins spécialisés aux bébés prématurés. Cela inclut tout, de l'assistance respiratoire à l'aide à l'alimentation, et bien plus encore. Les bébés dans l'USIN sont surveillés de près pour s'assurer qu'ils reçoivent les soins appropriés pour leur état.

2. Surveillance constante : Les bébés dans l'USIN sont constamment surveillés. Des moniteurs sont utilisés pour garder un œil sur les signes vitaux du bébé, comme la fréquence cardiaque et respiratoire, la température, et la saturation en oxygène. Cela peut sembler intimidant, mais ces moniteurs fournissent des informations essentielles à l'équipe de soins pour veiller à la santé de votre bébé.

3. Personnel qualifié : L'USIN est dotée d'une équipe de professionnels de santé hautement qualifiés, notamment des médecins, des infirmières, des diététiciens, des thérapeutes respiratoires et des travailleurs sociaux. Ils travaillent tous ensemble pour s'assurer que votre bébé reçoit les meilleurs soins possibles.

4. Soutien aux parents : En plus de s'occuper des bébés, l'USIN est également là pour soutenir les parents. Cela peut inclure l'éducation des parents sur la manière de prendre soin de leur bébé, le soutien émotionnel et l'aide à la planification de la sortie de l'hôpital.

La première visite à l'USIN peut être bouleversante pour les parents. Cependant, il est important de se rappeler que chaque appareil de surveillance, chaque tube, chaque bip de moniteur est là pour aider votre bébé. Avec le temps, vous vous familiariserez avec cet environnement et comprendrez mieux comment soutenir votre bébé pendant son séjour à l'USIN.

B. Procédures et interventions médicales

Une partie de l'expérience hospitalière implique de se familiariser avec diverses procédures et interventions médicales que votre bébé peut rencontrer.

Voici quelques-unes des plus courantes :

1. Assistance respiratoire : Les bébés prématurés ont souvent besoin d'aide pour respirer. Cela peut être fourni sous forme d'oxygène supplémentaire, d'un ventilateur ou d'un appareil appelé CPAP (pression positive continue des voies respiratoires).

2. Alimentation par sonde : Les bébés prématurés peuvent avoir du mal à se nourrir par la bouche, donc une sonde nasogastrique (une sonde passant par le nez jusqu'à l'estomac) peut être utilisée pour fournir du lait ou une formule spéciale.

3. Phototherapie : Cette thérapie utilise une lumière

spéciale pour aider à réduire les niveaux de bilirubine chez les bébés atteints de jaunisse, une affection courante chez les nouveau-nés prématurés.

4. Surveillance continue : Des moniteurs sont utilisés pour suivre les signes vitaux de votre bébé, comme la fréquence cardiaque, la respiration, la température, et la saturation en oxygène.

5. Soins de la peau et du cordon : Les bébés prématurés ont une peau très délicate qui nécessite des soins spécifiques. De plus, le cordon ombilical peut nécessiter des soins spécifiques pour prévenir l'infection.

6. Médication : Votre bébé peut avoir besoin de médicaments pour traiter ou prévenir diverses conditions. Cela peut inclure des antibiotiques, des vitamines, des médicaments pour aider les poumons à maturer, et plus encore.

Il est normal de se sentir dépassé par toutes ces procédures et interventions. N'hésitez pas à poser des questions à l'équipe de soins de votre bébé. Comprendre ce qui se passe peut aider à réduire l'anxiété et à vous sentir plus en contrôle de la situation.

C. Comprendre le jargon médical

Lorsque vous entrez dans une USIN, vous pouvez être confronté à un flot de termes médicaux qui peuvent sembler déroutants et intimidants. Cependant, comprendre ce jargon peut vous aider à mieux comprendre l'état de votre bébé et les soins qu'il reçoit.

Voici quelques termes couramment utilisés dans l'USIN que vous pourriez entendre :

1. Apnée : Une pause dans la respiration de votre bébé qui dure plus de 20 secondes. C'est courant chez les bébés prématurés car leur système nerveux n'est pas complètement développé.

2. Bradycardie : Un ralentissement du rythme cardiaque de votre bébé. Cela peut parfois accompagner une apnée.

3. CPAP (pression positive continue des voies respiratoires) : Une méthode utilisée pour aider les bébés qui ont du mal à respirer. Cela implique l'utilisation d'un flux continu d'air doux pour garder les voies respiratoires ouvertes.

4. Entérocolite nécrosante (ECN) : Une maladie intestinale grave qui affecte principalement les bébés prématurés. Elle cause une inflammation et peut endommager l'intestin.

5. Incubateur : Une sorte de berceau spécial qui aide à maintenir la température corporelle de votre bébé. Il peut également protéger votre bébé des infections, du bruit et de la lumière.

6. Jaunisse : Une affection courante chez les nouveau-nés où la peau et les yeux deviennent jaunes. Elle est causée par un taux élevé de bilirubine, une substance normalement présente dans le sang.

7. Ventilateur : Un appareil qui aide votre bébé à respirer en fournissant de l'air ou de l'oxygène à travers un tube placé dans la trachée.

8. Surfactant : Une substance qui aide à maintenir les poumons ouverts et qui est souvent manquante chez les bébés prématurés. Il peut être administré comme traitement.

N'hésitez pas à demander à l'équipe de soins de votre bébé de vous expliquer tous les termes que vous ne comprenez pas. Ils sont là pour vous aider à comprendre et à vous sentir à l'aise avec les soins de votre bébé.

3

L'IMPACT PSYCHOLOGIQUE SUR LES PARENTS

Lorsqu'un bébé naît prématurément, l'accent est naturellement mis sur le bien-être physique et médical de l'enfant. Cependant, l'impact psychologique sur les parents, souvent moins visible mais tout aussi significatif, ne doit pas être négligé. Avoir un enfant en unité de soins intensifs néonatals (USIN) peut être une expérience extrêmement stressante, remplie de hauts et de bas émotionnels.

La naissance d'un bébé est une étape de la vie généralement associée à la joie et à l'excitation, mais lorsque le bébé arrive beaucoup plus tôt que prévu, ces sentiments peuvent être submergés par l'inquiétude, la peur, la culpabilité, voire la tristesse.

Les parents peuvent se sentir déconnectés de leur bébé, impuissants ou même en deuil de la naissance qu'ils avaient imaginée.

En tant que père de "faux" jumeaux nés extrême prématurés, je peux témoigner personnellement de ces défis. Cette expérience m'a donné une compréhension profonde et unique des défis auxquels sont confrontés les parents dans une telle situation.

Dans ce chapitre, nous allons examiner plus en détail l'impact psychologique de la naissance prématurée sur les parents. Nous aborderons les différents types de stress et d'émotions que vous pourriez ressentir, ainsi que les problèmes de santé mentale tels que le trouble de stress post-traumatique et la dépression postnatale. Enfin, nous discuterons des stratégies de gestion de ces défis et de la manière dont vous pouvez prendre soin de vous-même pendant cette période difficile. Parce qu'en prenant soin de vous, vous serez mieux équipé pour prendre soin de votre bébé.

A. Émotions communes face à la prématurité

La naissance prématurée d'un enfant peut déclencher une gamme complexe d'émotions chez les parents. Il est important de reconnaître que ces sentiments sont tout à fait normaux et font partie intégrante du processus d'adaptation à une situation exceptionnelle.

Voici quelques-unes des émotions les plus couramment éprouvées :

1. Choc et incrédulité : Lorsque la naissance prématurée a lieu, de nombreux parents se retrouvent dans un état de choc et d'incrédulité. La situation peut sembler surréaliste et difficile à comprendre.

2. Peur et anxiété : La peur pour la santé et le bien-être du bébé est l'une des émotions les plus courantes. L'inquiétude peut être exacerbée par l'incertitude de la situation et le fait de ne pas savoir à quoi s'attendre.

3. Culpabilité : Beaucoup de parents peuvent se sentir coupables, se demandant s'ils auraient pu faire quelque chose différemment pour prévenir la naissance prématurée. Il est important de se rappeler que la prématurité est souvent causée par des facteurs hors de notre contrôle.

4. Tristesse et deuil : Certains parents peuvent ressentir un sentiment de tristesse ou de deuil pour l'expérience de naissance qu'ils avaient imaginée. Il est normal de pleurer la perte de l'expérience "typique" de la grossesse et de la naissance.

5. Isolement et solitude : Se sentir isolé ou seul est courant, surtout lorsque les amis et la famille ne comprennent pas pleinement l'expérience de la prématurité.

6. Epuisement : La combinaison du stress émotionnel, du manque de sommeil et des exigences physiques peut conduire à un épuisement total.

Il est crucial de rappeler que ces émotions sont normales et ne reflètent pas un manque de compétence ou d'amour parental. Chaque parent est unique et chacun réagit et s'adapte à sa manière. Dans les sections suivantes, nous discuterons de la manière de gérer ces émotions et de la manière de chercher de l'aide si nécessaire.

B. Les stades du deuil et du stress post-traumatique

La naissance prématurée d'un bébé peut déclencher un processus de deuil chez les parents, non pas parce qu'ils ont perdu leur bébé, mais parce qu'ils ont perdu l'expérience de naissance qu'ils avaient envisagée.

De plus, la prématurité peut être une expérience traumatisante, qui peut entraîner un trouble de stress post-traumatique (TSPT).

1. **Stades du deuil :** Le psychologue suisse Elisabeth Kübler-Ross a identifié cinq stades du deuil qui peuvent aider à comprendre les sentiments que vous pourriez éprouver :

- **Déni :** Refus de croire ou de comprendre la réalité de la situation.

- **Colère :** Ressentiment et frustration face à la situation.

- **Marchandage :** Tentative de négocier ou de faire un "pacte" pour changer la situation.

- **Dépression :** Tristesse profonde et sentiment d'impuissance.

- **Acceptation :** Acceptation de la réalité et recherche de moyens pour aller de l'avant.

Il est important de souligner que ces stades ne sont pas linéaires et qu'il est tout à fait normal de passer d'un stade à l'autre, de revenir en arrière ou de ressentir plusieurs émotions à la fois.

2. **Stress post-traumatique :** Le TSPT est un

trouble qui peut se développer après avoir vécu un événement traumatisant.

Voici quelques-uns des symptômes courants du TSPT :

- **Revivre l'événement :** Vous pouvez avoir des flashbacks de l'expérience, des cauchemars ou des pensées intrusives.

- **Évitement :** Vous pouvez éviter les situations, les personnes ou les pensées qui vous rappellent l'événement.

- **Changements d'humeur et de pensée :** Vous pouvez avoir des sentiments négatifs envers vous-même ou les autres, ou avoir du mal à ressentir des émotions positives.

- **Réactions physiques et émotionnelles exagérées :** Vous pouvez être facilement effrayé ou surpris, avoir du mal à dormir ou à vous concentrer, ou être constamment sur vos gardes.

Si vous présentez des symptômes de TSPT, il est essentiel de consulter un professionnel de la santé mentale. Des traitements efficaces sont disponibles, comme la thérapie cognitivo-comportementale et les médicaments. Nous aborderons plus en détail le soutien et les ressources disponibles dans la prochaine section.

C. Comment la prématurité affecte la relation de couple

La naissance prématurée d'un bébé peut avoir un impact significatif sur la relation de couple. Cette situation, souvent inattendue, peut être source de stress, d'inquiétude et de tension, tout en modifiant considérablement la dynamique familiale.

1. Communication : La naissance d'un bébé prématuré peut créer des défis de communication entre les partenaires. Il peut y avoir des divergences d'opinion sur les soins du bébé, ou un partenaire peut avoir du mal à exprimer ses sentiments ou ses inquiétudes. Il est important de maintenir des canaux de communication ouverts et d'exprimer ouvertement ses sentiments.

2. Répartition des rôles et des responsabilités : Les responsabilités supplémentaires associées aux soins d'un bébé prématuré peuvent changer les rôles au sein du couple. Il peut être difficile de trouver un équilibre et de partager équitablement les tâches.

3. Stress et tension : Le stress associé à la situation peut créer une tension dans la relation. Cela peut être dû à l'inquiétude pour la santé du bébé, aux pressions financières, à l'absence de sommeil, ou simplement au changement de dynamique.

4. Intimité : La prématurité peut également affecter l'intimité au sein du couple. Le stress, la fatigue et l'inquiétude peuvent réduire le désir ou la disponibilité pour l'intimité physique ou émotionnelle.

5. Émotions divergentes : Chaque partenaire peut réagir différemment à la situation, ce qui peut entraîner des malentendus ou des sentiments d'isolement. Il est important de reconnaître que chacun a le droit de ressentir et de traiter ses émotions à sa manière.

Il est crucial de se rappeler que chaque couple est différent, et il n'y a pas de "bonne" ou de "mauvaise" façon de gérer ces défis. Chercher de l'aide auprès de professionnels de la santé mentale, comme un conseiller ou un psychologue, peut être une stratégie précieuse pour naviguer dans ces changements et maintenir une relation de couple saine et forte.

4

GÉRER LES SENTIMENTS ET LE STRESS

Face à la naissance prématurée de leur bébé, les parents traversent une gamme d'émotions complexes - de la peur et de l'angoisse à l'espoir et à la résilience. C'est un véritable tourbillon émotionnel qui peut être épuisant tant physiquement que mentalement. En outre, le stress inhérent à la situation peut être écrasant et difficile à gérer.

Il est donc essentiel de développer des stratégies pour gérer ces sentiments et ce stress. En apprenant à naviguer dans ces émotions et à gérer efficacement le stress, vous serez mieux à même de soutenir votre bébé pendant cette période cruciale.

Dans ce chapitre, nous allons explorer diverses

techniques de gestion du stress, comme la méditation, la pleine conscience, et l'exercice physique. Nous discuterons également de l'importance de prendre soin de soi, et de l'importance de chercher de l'aide lorsque cela est nécessaire. Enfin, nous aborderons des stratégies pour gérer les sentiments d'impuissance, de culpabilité, et d'isolement qui peuvent survenir.

Gérer le stress et les sentiments peut sembler une tâche ardue dans ces circonstances, mais souvenez-vous qu'il est tout à fait normal de ressentir ces émotions. L'important est de se rappeler que vous n'êtes pas seul, et qu'il existe des ressources et des stratégies pour vous aider à traverser cette période difficile.

A. Stratégies d'adaptation et de gestion du stress

La gestion du stress est une composante essentielle de la navigation dans l'expérience de la prématurité. Les niveaux de stress élevés peuvent avoir des effets néfastes sur votre santé mentale et physique, ce qui peut à son tour affecter votre capacité à prendre soin de votre bébé. Il est donc crucial d'apprendre et de mettre en œuvre des stratégies d'adaptation efficaces pour gérer le stress.

Voici quelques stratégies que vous pouvez envisager :

1. Méditation et pleine conscience : Ces techniques ont été prouvées pour réduire le stress et l'anxiété. Elles impliquent de se concentrer sur le moment présent et d'accepter les sentiments et pensées sans jugement.

2. Exercice physique : L'activité physique peut être un excellent moyen de réduire le stress. Elle libère des endorphines, des substances chimiques dans le cerveau qui agissent comme des analgésiques naturels et améliorent l'humeur.

3. Soutien social : Passer du temps avec des amis ou des membres de la famille, ou se joindre à un groupe de soutien pour les parents de bébés prématurés, peut offrir une précieuse aide émotionnelle.

4. Prendre soin de soi : Il est essentiel de prendre du temps pour vous-même. Cela peut être aussi simple que de lire un livre, de prendre un bain chaud, ou de faire une promenade.

5. Recherche de conseils professionnels : Si le stress devient trop difficile à gérer, il peut être utile de consulter un professionnel de la santé mentale, comme un psychologue ou un conseiller.

6. Respiration profonde et relaxation : Les techniques de relaxation, comme la respiration profonde ou le yoga, peuvent aider à apaiser l'esprit et à réduire le stress.

Ces stratégies peuvent vous aider à naviguer dans l'expérience stressante de la prématurité. Cependant, il est important de noter que différentes stratégies fonctionnent pour différentes personnes, et il peut être nécessaire d'expérimenter pour trouver celles qui vous conviennent le mieux.

B. Prendre soin de soi-même en tant que parent

Lorsqu'un bébé naît prématurément, l'attention et l'énergie des parents sont naturellement dirigées vers le bien-être de leur enfant. Cependant, il est crucial de ne pas négliger votre propre santé et bien-être au cours de ce processus. Prendre soin de vous-même n'est pas un acte égoïste - au contraire, c'est une partie essentielle de la capacité à prendre soin de votre bébé.

Voici quelques suggestions sur la façon dont vous pouvez prendre soin de vous-même en tant que parent :

1. Pratiquez l'auto-compassion : Il est normal de se sentir débordé, effrayé, ou même coupable face à la situation de votre bébé. Essayez de vous traiter avec la même gentillesse et la même compassion que vous donneriez à un ami dans la même situation.

2. Nourrissez votre corps : Une alimentation équilibrée, boire suffisamment d'eau et dormir autant que possible sont des éléments essentiels pour maintenir votre énergie et votre santé mentale.

3. Gardez du temps pour vos intérêts personnels : Même si votre vie semble dominée par l'hôpital et les soins de votre bébé, essayez de garder du temps pour les choses que vous aimez - que ce soit la lecture, le jardinage, l'écriture, ou toute autre activité qui vous apporte de la joie.

4. Recherchez un soutien émotionnel : Partagez vos sentiments avec des personnes de confiance, que ce soit des amis, des membres de la famille, ou des professionnels de la santé mentale. Ne gardez pas vos émotions pour vous.

5. Pratiquez des techniques de relaxation : Des techniques comme la méditation, le yoga, la respiration profonde ou la pleine conscience peuvent aider à réduire le stress et à améliorer votre bien-être mental.

6. Définissez des limites : Il est important de dire non quand c'est nécessaire. Vous ne pouvez pas tout faire, et c'est tout à fait acceptable.

En prenant soin de vous, vous serez en meilleure santé et plus capable de prendre soin de votre bébé prématuré. Rappelez-vous, il n'y a pas de parent parfait, mais des parents qui font de leur mieux.

C. Rester fort pour votre bébé

Rester fort pour votre bébé pendant son séjour en unité de soins intensifs néonatals est sans aucun doute une priorité pour tous les parents dans cette situation. Cela n'implique pas seulement une résilience émotionnelle, mais aussi une présence active et attentionnée pour répondre aux besoins de votre enfant.

Voici quelques façons dont vous pouvez rester fort pour votre bébé :

1. Prendre soin de votre santé mentale : Il est crucial de prendre soin de votre bien-être mental pour pouvoir rester fort pour votre bébé. Cela peut impliquer de chercher un soutien émotionnel, de pratiquer des techniques de relaxation, ou même de consulter un professionnel de la santé mentale si nécessaire.

2. Être présent : Même si la situation peut sembler accablante, essayez d'être aussi présent que possible pour votre bébé. Parler, chanter ou simplement toucher doucement votre bébé peut avoir un impact positif sur son développement et son bien-être.

3. Se reposer et se nourrir : Pour être en mesure de prendre soin de votre bébé, il est essentiel de prendre soin de vous-même aussi. Assurez-vous de vous reposer autant que possible et de manger une alimentation équilibrée pour maintenir votre niveau d'énergie.

4. Rechercher des informations et poser des questions : Comprendre la situation de votre bébé et les traitements qu'il reçoit peut vous aider à vous sentir plus en contrôle et à rester fort pour lui. N'hésitez pas à poser des questions aux professionnels de santé qui s'occupent de votre bébé.

5. S'appuyer sur son réseau de soutien : Les amis, la famille, et les groupes de soutien peuvent offrir un soutien émotionnel et pratique précieux pour vous aider à traverser cette période difficile.

6. Célébrer les petites victoires : Chaque petit progrès de votre bébé est une victoire à célébrer. Ces moments positifs peuvent vous aider à rester fort et à maintenir l'espoir.

Rappelez-vous, rester fort ne signifie pas que vous ne pouvez pas exprimer vos sentiments de tristesse, de peur ou d'angoisse. Il est normal d'avoir ces sentiments, et l'expression de ces émotions peut en fait être une preuve de votre force.

5

LE SOUTIEN AUX FRÈRES ET SŒURS

Lorsqu'un nouveau-né arrive prématurément, l'impact n'est pas seulement ressenti par les parents, mais aussi par les frères et sœurs. Les enfants plus âgés peuvent éprouver une variété d'émotions face à cette situation, allant de la confusion et de l'inquiétude à la jalousie ou même à la culpabilité. Ils peuvent également se sentir négligés ou mis à l'écart alors que les parents sont occupés à prendre soin du nouveau-né à l'hôpital.

Il est donc essentiel de prendre des mesures pour soutenir les frères et sœurs pendant cette période difficile. Dans ce chapitre, nous allons explorer plusieurs stratégies pour aider à gérer ces sentiments, expliquer la situation de manière adaptée à l'âge et favoriser une relation positive entre les frères et sœurs et le nouveau-né prématuré.

Le soutien émotionnel, la communication ouverte et l'implication appropriée sont des éléments clés pour aider les frères et sœurs à naviguer dans cette expérience. Rappelez-vous, chaque enfant est unique et peut réagir différemment à la situation. Il est important d'écouter et de respecter leurs sentiments et leurs préoccupations tout au long de ce processus.

A. Comment parler de la prématurité avec les enfants

Expliquer la prématurité à un enfant peut être délicat, surtout si vous êtes vous-même en train de naviguer à travers vos propres émotions et préoccupations. Cependant, il est important d'avoir cette conversation pour aider l'enfant à comprendre ce qui se passe.

Voici quelques suggestions sur la façon d'aborder ce sujet :

1. Utilisez des mots simples et adaptés à leur âge : Expliquez que le bébé est né un peu plus tôt que prévu et qu'il doit donc rester à l'hôpital pour recevoir des soins spéciaux jusqu'à ce qu'il soit suffisamment fort pour rentrer à la maison.

2. Soyez honnête, mais rassurant : Vous pouvez expliquer que les bébés prématurés ont besoin de plus de soins médicaux, mais assurez-vous de souligner que les médecins et les infirmières travaillent dur pour aider le bébé à devenir plus fort.

3. Engagez-les dans le processus : Laissez les frères et sœurs participer autant que possible. Cela pourrait être aussi simple que de leur montrer une photo du bébé, de les laisser choisir un jouet pour lui, ou de leur donner l'occasion de lui parler au téléphone.

4. Validez leurs sentiments : Il est important de laisser les enfants exprimer leurs sentiments et de les valider. Ils peuvent ressentir un mélange d'émotions, y compris l'excitation, l'inquiétude, la jalousie, ou même la culpabilité. Assurez-vous qu'ils sachent que tous ces sentiments sont normaux.

5. Rassurez-les sur leur rôle : Faites-leur savoir qu'ils sont toujours des frères et sœurs importants, même s'ils ne peuvent pas être avec le bébé tout de suite. Expliquez-leur qu'ils auront beaucoup de temps pour connaître et aimer le bébé une fois qu'il sera à la maison.

6. Maintenez une routine régulière : Autant que possible, essayez de maintenir la routine habituelle de l'enfant pour lui donner un sentiment de normalité et de stabilité.

Parler de prématurité avec des enfants plus âgés peut nécessiter une approche différente, car ils pourront comprendre plus de détails sur la situation. Quel que soit leur âge, il est crucial d'être ouvert à leurs questions et de leur fournir un soutien émotionnel tout au long de ce processus.

B. Aider les frères et sœurs à s'adapter

L'arrivée d'un bébé prématuré peut bouleverser la vie de ses frères et sœurs. Les aider à s'adapter à cette nouvelle réalité est une étape essentielle pour assurer le bien-être de toute la famille.

Voici quelques suggestions pour y parvenir :

1. Maintenir une routine : Dans la mesure du possible, tentez de conserver une routine stable pour les frères et sœurs. Cela peut les aider à se sentir en sécurité pendant cette période de changement.

2. Impliquer les enfants dans les soins du bébé : Selon leur âge, les frères et sœurs peuvent participer aux soins du bébé. Cela peut aller de la lecture d'une histoire à voix haute pour le bébé, à aider à préparer la chambre du bébé à la maison.

3. Fournir un soutien émotionnel : Encouragez les frères et sœurs à exprimer leurs sentiments et assurez-vous qu'ils savent qu'il est normal de se sentir confus ou inquiet. Il peut être utile de leur fournir des ressources adaptées à leur âge, comme des livres qui abordent le sujet de la prématurité.

4. Organiser des moments spéciaux : Assurez-vous que les frères et sœurs bénéficient d'une attention individuelle. Cela peut être aussi simple qu'une sortie au parc, une soirée cinéma à la maison, ou du temps pour discuter de leur journée.

5. Expliquer les changements : Les frères et sœurs peuvent être perplexes face à l'attention accrue portée au nouveau bébé. Expliquez-leur que c'est temporaire et que cela ne change pas votre amour pour eux.

6. Rechercher un soutien extérieur si nécessaire : Si un enfant a du mal à s'adapter, il peut être utile de faire appel à un professionnel de la santé mentale pour enfants.

Rappelez-vous, chaque enfant s'adapte à sa propre manière et à son propre rythme. Le plus important est d'être patient et de fournir un soutien constant pendant cette période d'ajustement.

C. Créer un environnement stable et rassurant

Dans le contexte de l'arrivée d'un bébé prématuré, maintenir un environnement stable et rassurant pour les frères et sœurs est d'une grande importance.

Voici quelques stratégies pour y parvenir :

1. Maintenir les routines : Les routines peuvent donner un sentiment de sécurité et de prévisibilité. Tâchez autant que possible de maintenir les habitudes quotidiennes, comme les heures de repas, les temps de jeu et les heures de coucher.

2. Créer un espace calme : Avoir un endroit calme où les enfants peuvent se détendre et se calmer peut aider à atténuer le stress. Cela peut être une chambre spéciale, un coin lecture ou un espace extérieur paisible.

3. Favoriser l'expression des sentiments : Encouragez les enfants à parler de leurs sentiments et assurez-vous qu'ils savent qu'il est normal d'avoir des émotions différentes et parfois conflictuelles.

4. Rassurer sur l'amour parental : Rappeler aux enfants qu'ils sont aimés et valorisés peut les aider à se sentir plus en sécurité. Cela peut être aussi simple que de leur dire que vous les aimez, de les féliciter pour leurs réalisations ou de passer du temps de qualité avec eux.

5. Encourager la communication ouverte : Assurez-vous que les enfants savent qu'ils peuvent toujours venir vous parler de leurs préoccupations ou de leurs questions. Cela peut les aider à se sentir plus en confiance et plus à l'aise avec la situation.

6. Préserver la normalité : Bien que beaucoup de choses puissent avoir changé, essayez de conserver certains aspects de la vie familiale qui sont familiers et rassurants pour les enfants, comme des activités familiales régulières ou des traditions spéciales.

En créant un environnement stable et rassurant, vous pouvez aider les frères et sœurs à traverser cette période de changement et d'incertitude. N'oubliez pas qu'il est normal que les choses prennent du temps à s'adapter, et qu'il est important d'être patient et compréhensif avec vos enfants pendant ce processus.

6

LA TRANSITION VERS LA MAISON

Le moment où un bébé prématuré est enfin prêt à rentrer à la maison est un jalon significatif, plein d'émotions mêlées - joie, soulagement, mais aussi peut-être un certain niveau d'anxiété. Cette transition peut présenter de nouveaux défis pour les parents ainsi que pour les frères et sœurs, qui doivent s'adapter à une nouvelle dynamique familiale.

Dans ce chapitre, nous explorerons différentes stratégies pour préparer la maison à l'arrivée du bébé, gérer les soins continus que peut nécessiter un bébé prématuré et aider toute la famille à s'adapter à cette nouvelle phase de la vie.

Il est important de se rappeler que chaque famille est unique et que ce qui fonctionne pour une famille peut ne pas fonctionner pour une autre. Toutefois, avec de la patience, de la flexibilité et du soutien, la transition vers la maison peut devenir une expérience enrichissante qui renforce les liens familiaux.

A. Préparation pour le retour à la maison

La préparation pour le retour à la maison d'un bébé prématuré implique plusieurs aspects, allant de la préparation de la maison elle-même à la gestion des attentes et des émotions.

Voici quelques suggestions pour préparer au mieux cette transition :

1. Préparer l'espace de vie du bébé : Assurez-vous que la chambre du bébé est prête, avec tous les éléments essentiels comme un lit, une table à langer et des vêtements adaptés à sa taille. Veillez à ce que l'environnement soit sûr et adapté à un nourrisson prématuré, par exemple en évitant les parfums forts ou les allergènes.

2. Planifier les soins médicaux continus : Certains bébés prématurés peuvent avoir besoin de soins médicaux continus une fois à la maison. Organisez à l'avance les rendez-vous avec les médecins et autres professionnels de santé, et assurez-vous d'avoir tous les équipements médicaux nécessaires.

3. Organiser le soutien : Le retour à la maison peut être épuisant, surtout au début. Il peut être utile de prévoir une aide pour les tâches ménagères, la préparation des repas ou la garde des autres enfants.

4. Gérer les attentes : Il est important de se rappeler que le retour à la maison ne signifie pas nécessairement que les choses reviendront immédiatement à la "normale". Les bébés prématurés peuvent avoir des besoins différents de ceux des bébés à terme, et il peut falloir du temps pour établir une routine.

5. Préparer les frères et sœurs : Expliquez aux frères et sœurs ce à quoi ils peuvent s'attendre lorsque le bébé rentre à la maison. Soulignez que même si le bébé est à la maison, il peut encore avoir besoin de beaucoup de repos et de soins.

6. Prendre soin de vous : Prenez le temps de vous reposer et de prendre soin de vous. Vous serez en meilleure forme pour prendre soin de votre bébé si vous prenez également soin de votre propre bien-être.

La préparation pour le retour à la maison peut demander de l'organisation et de la patience, mais avec une planification adéquate, elle peut devenir une transition plus douce pour toute la famille.

B. Soins continus pour un bébé prématuré

Le retour à la maison d'un bébé prématuré peut nécessiter des soins continus et spécifiques pour assurer son bien-être et son développement.

Voici quelques points à prendre en compte pour les soins à domicile d'un bébé prématuré :

1. Rendez-vous médicaux réguliers : Les bébés prématurés nécessitent souvent des contrôles médicaux réguliers pour surveiller leur croissance et leur développement. Assurez-vous de respecter tous les rendez-vous avec le pédiatre et les autres professionnels de la santé.

2. Thérapies spécialisées : En fonction de leur état de santé, certains bébés prématurés peuvent avoir besoin de thérapies spécialisées, comme la physiothérapie ou l'orthophonie. Suivez les recommandations des professionnels de la santé pour ces services.

3. Alimentation : Les bébés prématurés peuvent

avoir des besoins alimentaires spécifiques. Vous pourriez avoir besoin de collaborer avec un nutritionniste ou un pédiatre pour élaborer un régime alimentaire adapté à votre bébé.

4. Sommeil : Le sommeil est crucial pour le développement du bébé. Respectez les recommandations pour un sommeil sûr et essayez d'établir une routine de sommeil régulière pour votre bébé.

5. Stimulation : Même à la maison, les bébés prématurés peuvent bénéficier de stimulations appropriées à leur âge, comme les jeux, la musique, ou le contact peau à peau.

6. Soutien émotionnel : Le fait d'être à la maison peut être à la fois réconfortant et stimulant pour un bébé prématuré. Fournissez-lui beaucoup d'amour et de réconfort pour aider à atténuer tout stress.

Prendre soin d'un bébé prématuré à la maison peut être un défi, mais avec le soutien adéquat et les ressources nécessaires, vous serez en mesure de fournir à votre bébé l'environnement aimant et stimulant dont il a besoin pour prospérer.

C. La relation parent-bébé à la maison

La relation entre les parents et leur bébé prématuré est essentielle pour le développement de l'enfant. Cependant, la transition de l'hôpital à la maison peut parfois être déstabilisante.

Voici quelques suggestions pour renforcer la relation parent-bébé une fois à la maison :

1. Le contact peau à peau : Continuer à privilégier le contact peau à peau à la maison. C'est une excellente façon de renforcer le lien avec votre bébé, de le rassurer et de favoriser son développement.

2. Communication avec le bébé : Parler, chanter et lire à votre bébé sont d'excellents moyens de développer la relation parent-enfant. Ces activités stimulent également le développement du langage du bébé.

3. Soins de base : Les activités quotidiennes comme le bain, le change ou le repas sont des moments précieux pour renforcer la connexion avec votre bébé. Prenez ce temps pour établir le contact visuel, parler à votre bébé et le rassurer avec des gestes doux.

4. Surveillance attentive : Apprenez à connaître votre bébé et à comprendre ses signaux. Chaque bébé est unique et a sa propre façon de communiquer ses besoins et ses sentiments.

5. Prendre du temps pour le jeu : Le jeu est essentiel pour le développement de l'enfant. Choisissez des jeux et des jouets adaptés à l'âge et au développement de votre bébé.

6. Soutien émotionnel : Les bébés ressentent les émotions de leurs parents. Prenez soin de votre propre bien-être émotionnel. Si vous vous sentez stressé, cherchez du soutien auprès de votre partenaire, de votre famille, de vos amis ou de professionnels.

Se rappeler qu'il est normal de ressentir une gamme d'émotions en tant que parent d'un bébé prématuré - il peut y avoir des moments de joie, mais aussi d'inquiétude et de stress. Il est important de chercher du soutien si vous en ressentez le besoin.

7

LA VIE AU-DELà DE LA PRéMATURITé

Alors que les premières semaines et mois de la vie d'un bébé prématuré sont marqués par de nombreux défis, la vie continue au-delà de la prématurité. Les parents et la famille commencent à s'adapter à une nouvelle normalité et à envisager l'avenir avec optimisme.

Dans ce chapitre, nous aborderons l'évolution du développement d'un enfant prématuré, les éventuelles complications à long terme et la façon dont la famille peut continuer à soutenir l'enfant à mesure qu'il grandit. Nous discuterons également de la façon dont les parents peuvent prendre soin d'eux-mêmes et maintenir leur résilience tout en naviguant dans la vie après la prématurité.

Il est important de se rappeler que chaque enfant et chaque famille sont uniques. L'expérience de la prématurité peut varier considérablement d'une personne à l'autre. Toutefois, avec le soutien adéquat et une perspective positive, les familles peuvent surmonter les défis de la prématurité et se réjouir de l'avenir.

A. Le développement de l'enfant prématuré

Le développement de l'enfant prématuré peut être une expérience distincte, avec ses propres défis et victoires. Chaque enfant est unique, et les enfants prématurés ne font pas exception à cette règle. Leurs progrès peuvent ne pas correspondre exactement à ceux décrits dans les manuels de développement de l'enfant, mais cela ne signifie pas qu'ils ne grandissent pas et n'évoluent pas à leur manière.

1. **Développement physique** : Les enfants prématurés peuvent prendre plus de temps pour atteindre les jalons de développement physique. Par exemple, ils peuvent commencer à ramper, à marcher, ou à réaliser d'autres tâches motrices plus tard que les enfants nés à terme. Il est essentiel de

maintenir des rendez-vous réguliers avec le pédiatre pour suivre la croissance et le développement moteur de votre enfant. De plus, certains enfants prématurés peuvent bénéficier de thérapies physiques pour aider à renforcer leurs muscles et améliorer leur coordination.

2. Développement cognitif : Les enfants prématurés peuvent rencontrer des défis dans les domaines de l'apprentissage, de l'attention ou de la résolution de problèmes. Ces défis peuvent se manifester de différentes manières, allant de légères difficultés d'apprentissage à des diagnostics plus formels tels que le TDAH ou les troubles d'apprentissage. L'intervention précoce et le soutien continu, y compris l'éducation spécialisée et les thérapies cognitives, peuvent aider ces enfants à développer leurs capacités cognitives et à réaliser leur plein potentiel.

3. Développement social et émotionnel : Les expériences précoces à l'hôpital et à la maison peuvent influencer la façon dont un enfant prématuré interagit avec les autres et gère ses émotions. Un environnement chaleureux et stimulant peut favoriser un développement social et émotionnel sain. Les parents peuvent aider en fournissant des opportunités de jeu sécuritaires et en enseignant activement les compétences sociales et émotionnelles à leur enfant.

4. Développement du langage : Certains enfants prématurés peuvent prendre plus de temps pour développer leurs compétences linguistiques. Les lire à haute voix, leur parler régulièrement et encourager les interactions sociales peuvent aider à stimuler le développement du langage. De plus, certains enfants prématurés peuvent bénéficier d'une intervention précoce avec un orthophoniste.

5. Soutien continu : Tous les enfants prématurés bénéficient d'un soutien continu à mesure qu'ils grandissent. Cela peut inclure des visites régulières chez le pédiatre, des services d'intervention précoce, des consultations avec des spécialistes (si nécessaire), et du soutien à la maison et à l'école pour s'assurer qu'ils ont l'environnement le plus favorable possible pour grandir et s'épanouir.

Enfin, il est important de se rappeler que chaque enfant est unique. Les enfants prématurés peuvent atteindre leurs jalons de développement à leur propre rythme. Bien qu'il puisse y avoir des moments de frustration ou d'inquiétude, il est également crucial de célé

B. Les ressources et le soutien disponibles

La naissance d'un bébé prématuré peut engendrer des défis uniques pour les parents et les familles, et il est crucial de connaître les ressources disponibles pour vous aider. Ci-dessous, nous avons répertorié les ressources disponibles en France et en Belgique, y compris les aides financières.

En France :

1. Association SOS Préma : SOS Préma est une organisation qui offre un soutien complet aux familles d'enfants prématurés, y compris des informations sur la prématurité, des conseils pratiques, et un réseau de soutien pour les parents.

2. Services d'aide à domicile : Pour les familles nécessitant un soutien supplémentaire, des services de soins à domicile sont disponibles, qui peuvent fournir des soins infirmiers spécialisés pour les bébés prématurés.

3. Soutien psychologique : Les hôpitaux et les cliniques offrent souvent des services de soutien psychologique pour aider les parents à gérer les stress et les émotions liés à la prématurité.

4. Groupes de soutien en ligne : Les groupes

de soutien en ligne peuvent offrir un espace pour partager des expériences, poser des questions et obtenir des conseils de la part de parents qui ont vécu des situations similaires.

5. Aides financières : En France, les familles peuvent être éligibles à une Allocation de Soutien Familial (ASF) pour aider à couvrir les coûts associés à l'élevage d'un enfant prématuré.

En Belgique :

1. Prématurité.be : Prématurité.be offre une pléthore d'informations sur la prématurité, ainsi qu'un espace pour les parents pour partager leurs expériences et obtenir du soutien.

2. Services de soutien à domicile : Les services de soins à domicile peuvent aider les familles à gérer les besoins de soins de santé à domicile de leur bébé prématuré.

3. Soutien psychologique : De nombreux hôpitaux et cliniques offrent des services de soutien psychologique pour aider les parents à naviguer dans les défis émotionnels associés à la prématurité.

4. Groupes de soutien en ligne : Les groupes de soutien en ligne peuvent être une ressource précieuse pour obtenir du soutien et partager des expériences avec d'autres parents d'enfants prématurés.

5. Aides financières : En Belgique, les parents d'un enfant prématuré peuvent bénéficier d'une allocation majorée pour enfants à charge, qui est destinée à aider les familles à couvrir les coûts associés aux soins d'un enfant prématuré.

Il est important de noter que ces ressources sont des points de départ et que d'autres ressources peuvent être disponibles en fonction de votre situation spécifique. Parlez toujours à un professionnel de la santé ou à un travailleur social pour obtenir des informations actualisées sur les ressources disponibles dans votre région.

C. L'espoir et le futur : Témoignages de parents

La prématurité est une expérience qui peut sembler isolante et écrasante, mais il est important de se rappeler que de nombreuses familles ont traversé des situations similaires et ont trouvé des moyens de s'adapter, de surmonter les obstacles et d'élever des enfants heureux et en bonne santé. Dans cette section, nous partagerons des témoignages de parents d'enfants nés prématurément qui racontent leurs expériences, leurs défis, leurs succès et leurs espoirs pour l'avenir.

Ces témoignages sont un rappel que, bien que chaque expérience de prématurité soit unique, les sentiments d'inquiétude, d'incertitude, de joie et d'espoir sont universels. Les parents peuvent trouver du réconfort et de la force dans ces histoires, et peuvent être inspirés par les nombreux chemins vers l'espoir et le succès que d'autres familles ont trouvés.

Les témoignages comprendront des histoires de parents qui ont navigué dans le système de soins de santé, géré le stress et l'anxiété, adapté leurs routines et leurs attentes, trouvé du soutien et des ressources, et ont vu leurs enfants prématurés grandir et se développer. Ils offriront un aperçu précieux de la vie après la prématurité, et offriront de l'espoir et de l'inspiration pour les familles qui commencent leur propre parcours avec la prématurité.

Témoignage de Sophie :

Sophie est la mère de jumeaux nés à 29 semaines. "Je me souviens du jour où ils sont nés comme si c'était hier. Tout était si incertain, si effrayant. Mais je me souviens aussi du jour où nous avons pu les ramener à la maison. C'était un mélange de joie et de nervosité, mais nous étions prêts. Aujourd'hui, ils ont cinq ans et sont aussi vifs et curieux que n'importe quel enfant de leur âge. Il y a eu des défis en cours de route, bien sûr, mais voir leurs sourires chaque jour me rappelle que chaque étape en valait la peine."

Témoignage de Julien :

Julien est le père d'une fille née à 26 semaines. "La prématurité de ma fille a été l'une des expériences les plus difficiles de ma vie. Je me sentais impuissant, effrayé et dépassé. Mais au fil du temps, j'ai appris à m'adapter et à trouver de la force dans les petites victoires. J'ai appris à apprécier chaque progrès, chaque sourire, chaque rire. Ma fille a maintenant huit ans et elle est incroyable. Elle est forte, intelligente et déterminée. Elle est ma petite guerrière."

Témoignage de Laura et Marc :

Laura et Marc sont les parents de triplés nés à 28 semaines. "Nous avons dû apprendre très vite. Trois bébés prématurés, c'est trois fois les craintes, mais aussi trois fois les espoirs. Nous avons passé beaucoup de temps à l'hôpital, à apprendre à connaître nos bébés, à comprendre leurs besoins. C'était épuisant et stressant, mais aussi incroyablement gratifiant. Nous avons vu nos bébés grandir et se fortifier jour après jour. Aujourd'hui, ils ont trois ans et ils sont en pleine santé.

La prématurité ne définit pas qui ils sont, elle fait juste partie de leur histoire."

Ces témoignages ne sont que quelques exemples des nombreuses histoires de parents qui ont vécu l'expérience de la prématurité. Ils témoignent de la force, du courage et de l'amour qui caractérisent le parcours des parents d'enfants prématurés. Ils sont la preuve que même dans les moments les plus difficiles, il y a de l'espoir et de la beauté.

8

TÉMOIGNAGE DE L'AUTEUR

Je m'appelle Nicolas, et je suis l'heureux père de faux jumeaux, Tom et Romane. Ils sont nés à 25 semaines et un jour, bien plus tôt que nous ne l'aurions jamais imaginé. L'urgence était réelle, les risques, énormes. Leur arrivée prématurée a été un choc, un défi que nous n'avions jamais anticipé.

Leur séjour à l'hôpital a été long, plein de hauts et de bas, de peurs et d'espoirs. Les alarmes constantes des moniteurs étaient initialement terrifiantes, mais avec le temps, nous avons appris à gérer notre stress. Le personnel soignant de l'unité de néonatalogie a été une source constante de soutien et de réassurance. Nous avons rapidement appris à leur faire confiance, à comprendre qu'ils étaient là pour aider nos enfants, tout comme nous.

Aujourd'hui, Tom et Romane ont dix ans et se portent à merveille. Leurs trois mois passés à l'hôpital semblent désormais lointains, mais les souvenirs de cette période restent vifs. Une fois à la maison, nous nous sentions préparés. L'instinct parental, que nous avions commencé à développer à l'hôpital, semblait encore plus fort.

Ma femme avait une intuition particulière pour savoir quand l'un de nos enfants allait avoir un problème respiratoire, souvent avant même que le moniteur à domicile ne s'enclenche. C'est comme si cette expérience avait affûté nos sens, renforcé notre lien avec nos enfants.

Aujourd'hui, nous sommes une famille comblée. Nos défis ne sont pas terminés, car notre fille Romane est atteinte de troubles dys, mais nous sommes prêts à affronter tout ce qui se présente à nous. Nous avons survécu à la prématurité, et nous savons que nous pouvons surmonter tout ce que la vie nous réserve.

A travers mon témoignage, je tiens à remercier tous les médecins, infirmiers et tout le personnel médical des services de néonatalogie. Sans leur soutien, leur compétence et leur dévouement, nous n'aurions pas pu traverser cette épreuve. Vous êtes les héros méconnus de nombreuses familles comme la nôtre, et nous vous sommes éternellement reconnaissants.

9

CONCLUSION

La conclusion de ce livre est plus qu'une simple sommation des chapitres précédents. Elle est une occasion de réfléchir aux expériences, aux leçons apprises et aux perspectives futures.

La prématurité est un voyage imprévu pour beaucoup de parents, plein d'incertitudes et de défis. Cependant, à travers les défis se trouve une résilience incroyable, une force indéniable et un amour inconditionnel. Cette conclusion est une opportunité de regarder en arrière et de voir le chemin parcouru, mais aussi de regarder vers l'avenir avec espoir et détermination.

Nous aborderons ici les principales conclusions que nous pouvons tirer de l'expérience de la prématurité et de son impact psychologique sur les parents. Nous réfléchirons à la manière dont cette expérience façonne la famille et comment les défis rencontrés peuvent devenir des opportunités de croissance et de renforcement des liens. Nous mettrons également en lumière les ressources existantes et le soutien disponible pour aider les familles à naviguer dans ce voyage.

Nous conclurons par une note d'espoir et de gratitude, car malgré les défis, la prématurité apporte également avec elle des moments de joie, de triomphe et une appréciation profonde de la vie.

A. Réflexions finales

Dans cette section finale, nous souhaitons nous pencher de façon introspective sur les multiples facettes de la prématurité que nous avons explorées tout au long de ce livre. Il ne s'agit pas uniquement de faire un résumé des points abordés, mais de tenter de donner un sens plus large à ces expériences, aux défis rencontrés, aux leçons apprises, et de trouver une source d'inspiration pour l'avenir.

La prématurité est une expérience qui remet en question nombre de nos attentes et de nos certitudes. Elle déclenche une série d'événements imprévus, des inquiétudes intenses, des moments d'espoir, de joie, de peur et d'amour profond. Elle révèle la fragilité de la vie, mais aussi sa force extraordinaire. C'est un voyage qui commence dans les salles d'un hôpital, dans l'Unité de Soins Intensifs Néonatals, et qui se poursuit bien au-delà.

Cette expérience a des répercussions majeures sur la vie des parents, la modifiant de façon indélébile. Elle les confronte à des défis inimaginables, les oblige à puiser dans des réserves de courage et de résilience qu'ils ne soupçonnaient peut-être pas. Cependant, malgré toutes les difficultés, elle offre aussi des moments de pure joie, des moments de victoire, qui sont d'autant plus précieux.

Il est important de souligner que chaque parent, chaque famille, vit cette expérience différemment. Il n'y a pas deux histoires de prématurité qui soient identiques. Chaque enfant prématuré a son propre parcours, sa propre trajectoire de croissance et de développement. Chaque parent a sa propre manière de gérer le stress, de trouver du soutien, de communiquer avec les professionnels de la santé et d'interagir avec son enfant.

En outre, la prématurité ne concerne pas seulement l'enfant et les parents, elle touche toute la famille.

Les frères et sœurs peuvent aussi ressentir des émotions complexes et peuvent avoir besoin de soutien pour comprendre et gérer la situation. Nous devons prendre conscience de leur rôle et de leur expérience pour assurer un environnement stable et rassurant pour tous.

Enfin, il est important de se tourner vers l'avenir. La prématurité est une partie intégrante de l'histoire de vie de l'enfant et de sa famille, mais elle ne la définit pas entièrement. Il y a une vie après la prématurité, pleine de potentialités, de croissance et de découvertes. Il y a des ressources, des aides, des réseaux de soutien qui peuvent aider les familles à naviguer dans ce voyage. Il y a l'espoir que chaque enfant, malgré un départ prématuré dans la vie, a le potentiel de s'épanouir et de réaliser ses propres rêves.

En concluant ce livre, nous espérons que ces réflexions finales offrent une perspective d'espoir, d'inspiration et de résilience. Que chaque lecteur puisse trouver dans ces pages quelque chose à emporter avec lui, qu'il s'agisse d'une nouvelle compréhension, d'une stratégie utile, ou simplement d'une sensation de ne pas être seul dans cette expérience.

B. Messages clés du livre

1. La complexité unique du voyage de la prématurité : Tout au long de ce livre, nous avons exploré la multitude de manières dont la prématurité peut affecter les parents, les frères et sœurs et, bien sûr, le bébé lui-même. Nous avons reconnu que chaque expérience de prématurité est unique, avec ses propres défis et victoires, et qu'il n'y a pas deux histoires qui soient identiques. C'est une aventure qui commence dans un hôpital, mais se poursuit bien au-delà, affectant le cours de la vie de l'enfant et de sa famille de manière profonde et durable.

2. La prématurité comme défi et opportunité : Bien que la naissance prématurée puisse être une expérience effrayante et incertaine, nous avons également souligné qu'elle peut offrir des opportunités inattendues pour la croissance et la résilience. En dépit des défis qu'elle présente, elle peut aussi renforcer les liens familiaux, élargir notre compréhension de la vie et de la santé, et nous permettre de célébrer des moments de victoire et de joie qui sont d'autant plus précieux.

3. L'importance vitale du soutien : Nous avons mis en lumière l'importance du soutien pour les parents d'enfants prématurés, qu'il provienne de professionnels de la santé, de la famille, d'amis, ou même d'autres parents ayant vécu une expérience similaire. Nous avons également souligné que le soutien ne se limite pas à l'aspect émotionnel, mais comprend également des ressources matérielles et financières, qui sont souvent indispensables pour naviguer dans l'expérience de la prématurité.

4. La nécessité de prendre soin de soi : Nous avons insisté sur le fait que prendre soin de soi est un aspect essentiel de la parentalité d'un enfant prématuré. Les parents sont souvent tellement concentrés sur les besoins de leur bébé qu'ils peuvent négliger leurs propres besoins. Or, il est crucial de maintenir sa propre santé mentale et physique pour pouvoir être le meilleur soutien possible pour son enfant.

5. L'importance de la communication ouverte : La communication ouverte avec les professionnels de la santé, le partenaire, les autres enfants de la famille, ou l'enfant lui-même, est un élément clé pour naviguer dans l'expérience de la prématurité. Elle permet de mieux comprendre les situations complexes, de partager les émotions et de renforcer les liens.

6. La vie après la prématurité : Nous avons souligné que la prématurité est une partie intégrante de l'histoire de vie de l'enfant et de sa famille, mais elle ne la définit pas entièrement. Il y a un avenir à envisager, plein de possibilités, de croissance et de découvertes. Les enfants prématurés peuvent atteindre tous les jalons importants de développement et vivre une vie épanouissante.

7. Le rôle essentiel de l'espoir : En dépit des défis et des incertitudes, nous avons rappelé à plusieurs reprises l'importance de l'espoir. L'espoir peut être un compagnon précieux et une source de force dans les moments difficiles. Il nous permet de continuer à croire en des jours meilleurs et en la résilience de notre enfant et de notre famille.

8. La gratitude envers les soignants : Enfin, nous avons souligné l'importance de la gratitude envers tous les soignants qui jouent un rôle essentiel dans la prise en charge des bébés prématurés. Leur dévouement, leur expertise et leur compassion sont d'une importance capitale pour le bien-être des bébés et de leurs familles.

10

ANNEXES

Au fur et à mesure de notre exploration de la prématurité et de son impact psychologique sur les parents, nous avons abordé une multitude de concepts, de définitions, d'approches et de ressources. Nous avons discuté des défis et des opportunités, des moments de peur et de joie, de la douleur et de la résilience. Mais l'histoire de la prématurité et de la parentalité ne se termine pas ici, avec la dernière page de ce livre. Il y a encore beaucoup à apprendre, à comprendre et à découvrir.

Ce chapitre final du livre, les Annexes, est conçu pour être une ressource supplémentaire pour vous, en tant que parent d'un enfant prématuré ou professionnel de la santé impliqué dans la prise en charge de ces enfants et de leurs familles. Il comprend des définitions supplémentaires, des informations détaillées, des liens vers des ressources utiles et des organisations de soutien, des références pour une lecture plus approfondie et des espaces pour vos propres notes et réflexions.

L'idée est de faire de ces annexes une ressource pratique et pertinente pour vous aider à naviguer dans votre propre voyage avec la prématurité, pour fournir des éclairages supplémentaires et pour approfondir votre compréhension des sujets que nous avons abordés dans le livre.

Il est important de noter que ces annexes ne sont pas destinées à remplacer des conseils médicaux ou professionnels, mais plutôt à compléter les informations et les perspectives présentées dans ce livre. Si vous avez des questions spécifiques concernant la santé ou le bien-être de votre enfant, il est toujours recommandé de consulter un professionnel de la santé qualifié.

En fin de compte, l'objectif de ces annexes, comme l'ensemble de ce livre, est de vous soutenir dans votre parcours en tant que parent d'un enfant prématuré, de vous aider à vous sentir moins seul, de vous donner des outils pour faire face et de vous encourager à célébrer chaque petite victoire en cours de route.

A. Glossaire de termes médicaux

1. Prématurité : Un terme qui décrit un bébé qui est né avant 37 semaines de gestation.

2. Grand prématuré : Un bébé qui est né avant 32 semaines de gestation.

3. Extrême prématuré : Un bébé qui est né avant 28 semaines de gestation.

4. USIN (Unité de soins intensifs néonatals) : Un service hospitalier spécialisé dans les soins aux nouveau-nés qui sont malades ou nés prématurément.

5. Surfactant : Une substance produite par les poumons qui aide à maintenir les alvéoles ouvertes et facilite la respiration. En cas de prématurité, le bébé peut ne pas en produire suffisamment, ce qui peut entraîner des difficultés respiratoires.

6. Apnée : Une pause dans la respiration qui dure plus de 20 secondes. Chez les bébés prématurés, cela peut être dû à une immaturité du système nerveux qui contrôle la respiration.

7. Bradycardie : Un ralentissement du rythme cardiaque. Chez les bébés prématurés, cela peut parfois être une conséquence de l'apnée.

8. Tachycardie : Une accélération du rythme cardiaque. Cela peut être le signe de plusieurs conditions, dont l'insuffisance cardiaque, l'anémie ou une infection.

9. Dysplasie broncho-pulmonaire (DBP) : Une maladie pulmonaire chronique qui peut affecter les bébés prématurés. Elle est généralement causée par une blessure aux poumons à cause de l'assistance respiratoire.

10. Retinopathie du prématuré (ROP) : Une maladie qui peut affecter les yeux des bébés prématurés, causant une croissance anormale des vaisseaux sanguins dans la rétine.

11. DYS : Un terme générique qui englobe divers troubles liés à l'apprentissage et à la coordination, dont la dyslexie (troubles de la lecture), la dyspraxie (troubles de la coordination et du mouvement), la dyscalculie (troubles du calcul), etc.

12. IVH (Hémorragie intraventriculaire) : C'est une hémorragie qui se produit dans les ventricules du cerveau. Elle est plus fréquente chez les bébés nés très prématurément.

13. NEC (Nécrose entérocolite) : C'est une maladie

intestinale grave qui touche principalement les nouveau-nés prématurés.

14. PDA (Persistance du canal artériel) : C'est une malformation cardiaque congénitale, qui est plus fréquente chez les bébés prématurés.

15. PIC (Pression intracrânienne) : C'est la pression à l'intérieur du crâne, qui peut augmenter en raison d'un traumatisme, d'une hémorragie ou d'une infection.

Ces définitions sont fournies dans le but d'aider les lecteurs à comprendre le jargon médical souvent utilisé en relation avec la prématurité. Elles ne sont pas destinées à remplacer les conseils médicaux professionnels. Pour toute question ou préoccupation médicale, il est toujours recommandé de consulter un professionnel de la santé.

B. Ressources et liens utiles

Naviguer à travers la prématurité peut être un processus déroutant et difficile, mais heureusement, il existe de nombreuses ressources disponibles pour aider les parents à faire face à ce défi. Que vous cherchiez des informations sur des problèmes médicaux spécifiques, du soutien émotionnel, des conseils sur la façon de gérer le stress ou des ressources financières, il existe une gamme d'organisations et de sites web dédiés à soutenir les parents de bébés prématurés.

Belgique :

1. ONE (Office de la Naissance et de l'Enfance) : https://www.one.be/ L'ONE est un service public qui soutient les familles dès le début de la grossesse jusqu'à l'adolescence de l'enfant. Ils offrent une variété de services, y compris le soutien financier sous forme d'allocations majorées pour les enfants atteints de maladies chroniques, et un soutien pour les parents.

2. Parent d'un prématuré - Union francophone belge : http://www.parentsdunpremature.be/ Ce site web est une ressource précieuse pour les parents de bébés prématurés. Il offre des informations, du soutien et des ressources, y compris des témoignages de parents qui ont vécu la même expérience.

3. La Ligue des Familles : https://www.laligue.be/ La Ligue des Familles est une association qui offre une gamme de services pour soutenir les familles. Ils fournissent des informations sur des sujets tels que les allocations familiales, les congés parentaux, et la conciliation entre la vie professionnelle et la vie de famille.

France

1. SOS Préma : http://www.sosprema.com/ SOS Préma est une organisation qui travaille à soutenir les parents de bébés prématurés. Ils fournissent des informations sur les soins néonatals, les problèmes de santé que peuvent rencontrer les bébés prématurés, et offrent des ressources pour aider les parents à naviguer à travers cette période difficile.

2. Association SPARADRAP : https://www.sparadrap.org/ SPARADRAP est une association qui vise à aider les enfants et leurs parents à mieux vivre les soins médicaux. Ils offrent une variété de ressources, notamment des guides pour aider les enfants à comprendre les procédures médicales, et du soutien pour les parents pour leur permettre de mieux accompagner leur enfant.

3. Caisse d'Allocations Familiales (CAF) : https://www.caf.fr/ La CAF offre une gamme d'allocations et d'aides financières aux familles, y compris l'Allocation d'éducation de l'enfant handicapé (AEEH) pour les familles avec des enfants handicapés. Ils fournissent également des informations sur d'autres types de soutien disponibles pour les familles.

Il est important de noter que cette liste n'est

pas exhaustive. Il existe de nombreuses autres organisations, groupes de soutien, et sites web qui offrent des informations et du soutien pour les parents de bébés prématurés. Chaque famille est unique, et il est essentiel de trouver les ressources qui correspondent le mieux à vos besoins et à ceux

C. Bibliographie et références

La base d'information présentée dans ce livre provient d'une combinaison de recherches académiques, d'expériences personnelles et de témoignages de parents. La liste ci-dessous inclut une sélection de références clés qui ont été utilisées tout au long de ce travail, y compris des textes académiques, des articles de revues, des rapports, et des sites web.

1. American Academy of Pediatrics. (2017). Supporting the Health Care Transition From Adolescence to Adulthood in the Medical Home. Pediatrics, 140(5). https://doi.org/10.1542/peds.2017-2851

2. Aarnoudse-Moens, C. S. H., Weisglas-Kuperus, N., van Goudoever, J. B., & Oosterlaan, J. (2009). Meta-Analysis of Neurobehavioral Outcomes in Very Preterm and/or Very Low Birth Weight Children. Pediatrics, 124(2), 717–728.

https://doi.org/10.1542/peds.2008-2816

3. World Health Organization. (2018). Preterm birth. https://www.who.int/news-room/fact-sheets/detail/p reterm-birth

4. March of Dimes. (2020). Premature Babies. https://www.marchofdimes.org/complications/prem ature-babies.aspx

5. French National Authority for Health (HAS). (2010). Stratégie de prise en charge en cas de dépression du p o s t - p a r t u m . https://www.has-sante.fr/jcms/c_765529/fr/strategie-de-prise-en-charge-en-cas-de-depression-du-post-pa rtum

Cette liste n'est pas exhaustive, et il existe une multitude d'autres ressources, publications et recherches sur le sujet de la prématurité. Toutes ces sources contribuent à une compréhension plus approfondie de l'impact de la prématurité sur les parents et les bébés, et comment naviguer dans ce voyage unique.

11

REMERCIEMENT

Enfin, je souhaite exprimer ma sincère gratitude à vous, cher lecteur, qui avez choisi de passer du temps avec ce livre. En partageant ce voyage à travers les pages, vous avez montré votre volonté de comprendre et de soutenir les familles touchées par la prématurité. C'est un défi majeur, mais comme je l'ai appris à travers mon propre vécu, c'est un défi qui peut être relevé avec courage, amour et détermination.

Si vous êtes un parent d'un enfant prématuré, sachez que vous n'êtes pas seul. Il y a un réseau de soutien là-bas, une communauté de personnes qui comprennent ce que vous vivez. Il est normal de se sentir dépassé, inquiet, épuisé - ces sentiments sont tous légitimes. Il est important de prendre soin de vous, de chercher de l'aide lorsque vous en avez besoin, et de vous souvenir qu'il n'y a pas de honte à demander du soutien.

Chaque jour, chaque heure, chaque minute est une victoire. Chaque sourire, chaque regard, chaque mouvement est une célébration. Il y aura des hauts et des bas, des rires et des larmes, mais chaque étape du chemin vous rapprochera de votre but.

N'oubliez jamais que vous êtes le monde de votre petit. Votre amour, votre dévouement, votre résilience sont leurs fondations. Et malgré tous les défis, vous verrez que la prématurité peut aussi apporter de la lumière, de la force et de l'amour indescriptible.

Restez fort, continuez à avancer, et souvenez-vous toujours : vous êtes les meilleurs parents que votre enfant pourrait jamais avoir.

Nicolas

À toi, ma chère épouse,

Ce livre t'est dédié, à toi, la maman merveilleuse et inébranlable de nos jumeaux, Tom et Romane. Je sais que la naissance de nos enfants n'a pas été celle que nous avions imaginée. Cependant, depuis leur naissance compliquée jusqu'à chaque pas qu'ils ont franchi depuis, tu as fait preuve d'une force incroyable, affrontant chaque moment difficile avec une détermination et un amour qui ne cessent de m'émerveiller.

Chaque jour, je te regarde avec admiration. Non seulement tu as traversé les épreuves les plus difficiles avec une bravoure remarquable, mais tu as été la colonne vertébrale de notre famille tout au long de cette période. Ta compassion, ton amour inconditionnel et ta force nous ont aidés à surmonter tous les obstacles qui se sont présentés à nous.

Tu es une maman exemplaire, un pilier de force et d'amour pour nos enfants, et pour moi. Voir comment tu as géré chaque situation, chaque défi, m'a donné une nouvelle appréciation de la femme incroyable que tu es.

Je suis profondément heureux et fier que ce défi nous ait rapprochés en tant que famille. Grâce à ta force et à ton amour, nous avons pu transformer une situation difficile en une force qui renforce les liens entre nous. C'est avec joie et gratitude que je regarde vers l'avenir, confiant que, quoi qu'il arrive, nous l'affronterons ensemble.

Avec tout mon amour,

Nicolas.

www.ingramcontent.com/pod-product-compliance
Lightning Source LLC
Chambersburg PA
CBHW070810220526
45466CB00002B/621